PROTHÈSE IMMÉDIATE

RÉSECTIONS PARTIELLES DU MAXILLAIRE INFÉRIEUR

M. CLAUDE MARTIN

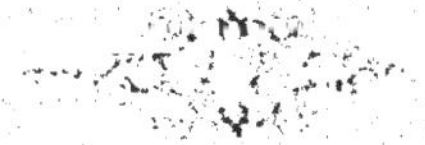

LYON

ASSOCIATION TYPOGRAPHIQUE

1888

PROTHÈSE IMMÉDIATE

A LA SUITE DE

RÉSECTIONS PARTIELLES DU MAXILLAIRE INFÉRIEUR

PAR

M. CLAUDE MARTIN

MÉDECIN-DENTISTE A LYON

Lauréat de l'Académie et de la Faculté de médecine de Paris,
de la Société nationale de médecine de Lyon (médaille d'or),
de l'Exposition universelle de Paris de 1878 (médaille d'argent),
de l'Exposition universelle d'Anvers 1885 (diplôme d'honneur),
Officier d'Académie.

Présentation de malades faite à la Société des sciences médicales,
séance du 24 octobre 1888.

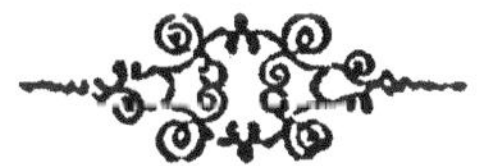

LYON

ASSOCIATION TYPOGRAPHIQUE

F. PLAN, RUE DE LA BARRE, 12.

1888

PROTHÈSE IMMÉDIATE

A LA SUITE DE

RÉSECTIONS PARTIELLES DU MAXILLAIRE INFÉRIEUR

Par M. Claude MARTIN

Médecin Dentiste.

Il y a cinq mois nous vous présentions un malade opéré, il y a dix ans, par Létiévant, pour une nécrose presque totale du maxillaire inférieur. Vous avez pu constater les résultats obtenus avec nos appareils. A l'aide de ceux-ci nous avons dirigé l'ossification de la gaine périostique et conservé à la face sa forme primitive sans déformation aucune. Sur cet os nouveau, nous avons ensuite placé un appareil avec lequel l'opéré remplit facilement toutes les fonctions physiologiques dévolues à la mâchoire inférieure.

Vous avez pu voir quels étaient les heureux résultats consécutifs à l'application de notre méthode dix ans après l'intervention chirurgicale.

Aujourd'hui nous avons l'honneur de vous présenter deux cas un peu différents. Il ne s'agit plus, en effet, de diriger simplement une ossification périostique devant se substituer plus tard à l'os nécrosé, mais de remplacer par une prothèse immédiate *toute une portion du maxillaire*, avec le rétablissement intégral de presque toutes les fonctions.

Chez le jeune garçon que nous avons pu surveiller attentivement, nous sommes arrivés à un résultat presque parfait, tant au point de vue de la mastication que de la prononciation.

La physionomie ne présente que des déformations insigniflantes, et nous espérons que d'ici peu elle redeviendra complètement normale.

Pour la jeune fille, nous n'avons pas obtenu un succès aussi complet, n'ayant pu suivre cette malade d'une façon régulière pendant le cours de son traitement. Cette personne, du reste, est de la campagne, et ne se soucie nullement de questions d'esthétique : aussi, à plusieurs reprises, a-t-elle cessé de porter son appareil, ce qui a un peu compromis les résultats acquis.

Vous pouvez voir d'après le moule que nous vous présentons et qui a été pris à sa sortie de l'Hôtel-Dieu, il y a six mois, que les déformations qu'elle présente actuellement n'existaient pas à ce moment. Voici, du reste, les observations de ces deux malades :

Observation I. — D... (L.), âgé de 8 ans 1/2, de la Chapelle-en-Vercors (Drôme), entre à la Charité le 26 mai 1886, salle Saint-Pierre, n° 17, dans le service de M. Vincent, professeur-agrégé, chirurgien-major de la Charité.

Six mois auparavant, cet enfant sentit au niveau de la branche horizontale droite du maxillaire inférieur une petite tumeur ; elle avait le volume d'une noisette, et était absolument indolore. A cette époque on lui enleva deux molaires, ce qui n'empêcha nullement la tumeur de s'étendre aux parties voisines.

Actuellement l'épulis s'est développé sur tout le bord gingival droit depuis la canine jusqu'à la branche montante.

La muqueuse est rosée à la partie interne ; elle prend une coloration violacée au niveau des dents enlevées ; sa surface est unie et d'un rose tendre. De consistance assez ferme, elle contracte des adhérences complètes avec le maxillaire. Jamais il n'y a eu d'hémorrhagie. On trouve un ganglion engorgé dans la région sous-maxillaire.

Le 1er juillet 1886, M. Vincent lui fait la résection de la branche horizontale droite du maxillaire inférieur. A la partie antérieure, la section porte au niveau de la canine et en arrière elle est pratiquée sur l'angle de la mâchoire.

M. Martin, immédiatement après l'opération, avant la suture des parties molles, applique un appareil construit d'après sa méthode.

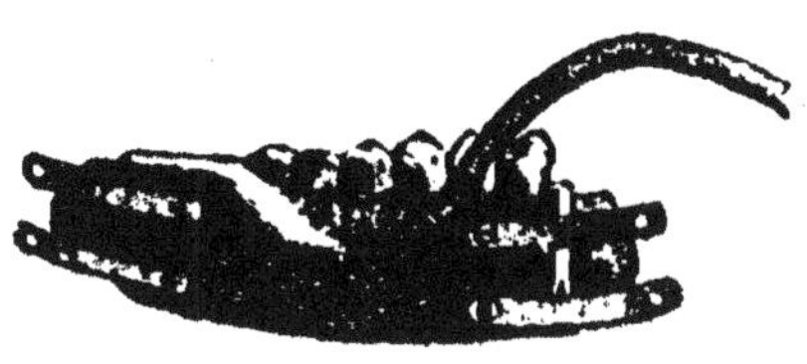

Fig. 1

Cette pièce est constituée par un bord alvéolaire ou partie supérieure et par une portion représentant le corps de l'os qui mesure 0,053 de longueur. Les deux extrémités sont munies de prolongements internes et externes venant se fixer à l'os par des vis.

Dans son épaisseur sont ménagés pour les soins antiseptiques des canaux s'ouvrant sur toute la surface cruentée et dont l'émergence vient se faire sur la partie latérale externe de la pièce.

A ce niveau vient s'adapter un tube de caoutchouc qui sort de la bouche et permet de pratiquer facilement les irrigations.

Cette pièce est restée à demeure pendant dix-huit mois. L'état général s'est amélioré immédiatement après l'opération, et aucune complication n'est survenue.

Toutefois nous devons dire qu'il est resté une petite fistule à la partie postérieure de l'incision, fistule qui a cessé de suppurer quatre ou cinq jours après l'enlèvement de l'appareil.

Du côté où l'opération a été pratiquée on constate également vers la joue une saillie molle que l'on peut attribuer à la rétraction des fibres musculaires dont les insertions inférieures ont été détruites. Cette saillie, du reste, n'est pas douloureuse et ne modifie guère la physionomie de l'enfant, parce que ce qui restait du maxillaire a conservé sa position normale.

Nous devons ajouter également que, peu de jours après l'opération, le petit malade mangeait facilement, parlait correctement et ne perdait pas sa salive. Au 28 janvier 1888, on écrit à M. Martin que l'enfant peut manger de la croûte de pain du côté de son appareil.

Après avoir porté cette pièce, que nous venons de décrire, pendant dix-huit mois, comme il persistait une légère fistule, due probablement à l'enfouissement profond de la partie postérieure de l'appareil dans les parties molles, et par suite difficiles à désinfecter, M. Martin le lui enleva. D'autre part, cet appareil était devenu un peu petit à cause de la croissance de l'enfant ; aussi résolut-on de le remplacer par un autre plus grand et celui-ci mobile.

A cet effet, M. Martin, après avoir enlevé la pièce pour s'en servir comme modèle, pria le malade de revenir le lendemain. Il voulait la lui replacer en attendant que la seconde soit achevée.

Il revit le malade 30 heures après, et à ce moment quel ne fut pas son étonnement lorsqu'il s'aperçut qu'il lui était impossible de la remettre en place à cause d'un rétrécissement notable de la bouche dû à la rétraction de toutes les parties que supportait la pièce primitive.

Comme le fragment gauche commençait à se diriger du côté droit et que de ce côté l'appareil était trop court pour maintenir l'écartement à cause du développement de l'enfant qui a beaucoup grandi, il résolut de ramener ce fragment dans la position qu'il devait occuper normalement. Pour cela il construisit l'appareil suivant : il est composé de deux pièces dont la postérieure commandée par une vis vient s'allonger en glissant sur l'inférieure. (Fig. 2.)

Par le moyen de cette vis, à laquelle il faisait faire un tour chaque jour, en moins de deux semaines, il obtint le résultat qu'il désirait, c'est-à-dire un refoulement du fragment de un centimètre et demi.

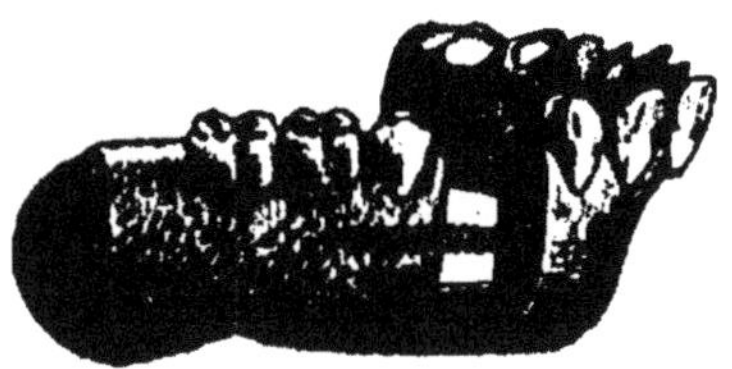

Fig. 2.

L'écartement obtenu on construisit un appareil pour maintenir les fragments dans cette dernière position.

Celui-ci est fixé par des lames aux dents du côté gauche et par des ressorts à une pièce palatine.

Au point de vue fonctionnel rien ne laisse à désirer ; mais quelques jours après nous constatons les phénomènes suivants : lorsque la bouche est fermée le menton occupe parfaitement sa place normale ; il n'en est pas de même dans les mouvements d'abaissement de la mâchoire inférieure ; à ce moment on s'aperçoit d'une déviation notable du menton se dirigeant du côté opéré. Pour remédier à cet inconvénient M. Martin a pensé de guider ce mouvement d'abaissement par la mâchoire supérieure à l'aide de l'appareil représenté fig. 3.

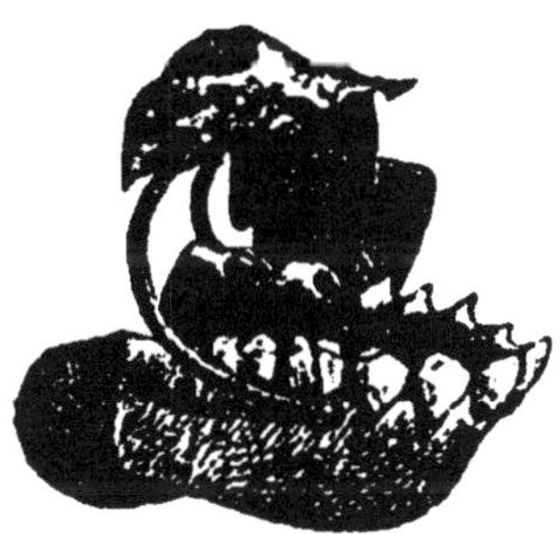

Fig. 3.

Du côté gauche de cette pièce on voit deux lames latérales fixées, l'une à la plaque palatine, l'autre au maxillaire artificiel inférieur.

La lame fixée à ce dernier est en dehors de celle qui est adhérente à la plaque palatine et présente sa face interne à la face externe de l'autre. Il résulte de cette disposition que la mâchoire inférieure en s'abaissant ne peut nullement se porter latéralement. Ainsi se trouve corrigée cette déviation qui produisait un très mauvais effet.

En juin 1888, M. Martin revit ce malade ; à ce moment, il fut obligé de faire à l'appareil quelques modifications nécessitées par l'éruption de la deuxième dentition. Il constata en même temps une régularisation des traits de la physionomie à cause de l'affaissement de la saillie que nous avons signalé plus haut au niveau de la joue.

D'autre part, en faisant lire ce petit malade à haute voix on peut constater la correction de la prononciation, et enfin les heureux résultats obtenus par cette méthode et qui ne se sont pas démentis 28 mois après l'opération.

OBSERVATION II. — G... (M.), âgée de 21 ans, née à la Tour-du-Pin (Isère).

Cette malade entre à l'Hôtel-Dieu, salle Saint-Pierre, n° 8, le 20 octobre 1886, pour une petite tumeur du maxillaire inférieur.

Pas d'antécédents héréditaires, pas de maladie dans l'enfance. A la fin du mois de juin 1886, cette jeune fille remarqua pour la première fois, siégeant à la face interne de la partie gauche du maxillaire inférieur et au niveau de l'avant-dernière molaire, une petite tumeur faisant saillie du côté de la langue.

Cette tumeur, d'ailleurs, était indolore, mais elle ne tarda pas à augmenter de volume et a atteint par sa base d'implantation les parties voisines de l'os.

Lorsque la malade entre à Saint-Pierre, la tumeur a envahi la partie interne gauche du maxillaire inférieur jusqu'à la ligne médiane. Elle soulève la langue et l'applique d'une façon continue en haut et en arrière, ce qui gêne notablement et la parole et la mastication. La tumeur est un peu

ulcérée. L'appétit est conservé, santé générale assez satis-
faisante. Rien au cœur ni aux poumons.

Le 28 octobre 1886, M. le professeur agrégé Chandelux,
suppléant M. le professeur Ollier, fait la résection de toute
la partie du maxillaire envahi. La section osseuse a porté du
côté droit au niveau de la première petite molaire et du côté
gauche au niveau de la deuxième grosse molaire. A ce moment, M. Martin applique immédiatement un appareil prothétique.

Celui-ci, représentant exactement la partie osseuse enle-
vée, est formé d'une portion alvéolaire et d'une partie cor-
respondant au corps de l'os qui mesure 0,075 millim. de longueur. (Fg. 4.)

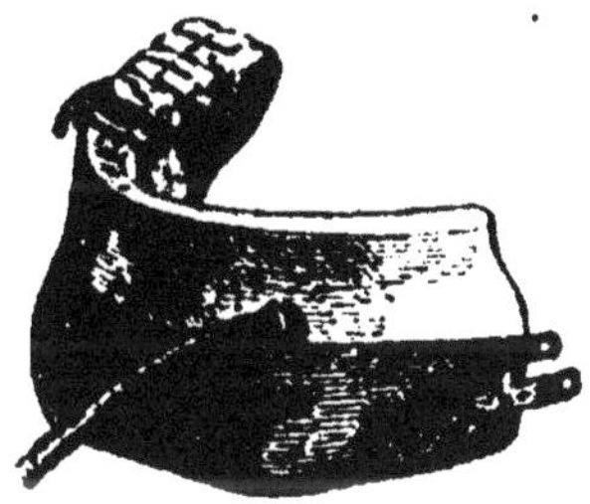

Fig. 4.

Pour lui donner plus de fixité, cet appareil est comme les
précédents fixé à l'os par des lames et des vis, mais on a
ajouté un crochet qui vient entourer la petite molaire restant
au fragment droit.

Dans son épaisseur sont ménagés des canaux destinés aux
irrigations antiseptiques.

La partie alvéolaire de l'appareil fut changée au mois de
décembre 1886, contre une autre munie de dents. Ce chan-
gement fut opéré dès que la malade n'eut plus besoin d'irrigations.

Le 18 juin 1887, on enlève ce premier appareil et on le
remplace par un autre ayant sensiblement la même forme,
mais muni seulement de prolongements internes. Deux ressorts adaptés à une plaque palatine viennent se fixer de

chaque côté de la pièce prothétique pour la maintenir abaissée, surtout du côté gauche.

Le résultat fonctionnel fut excellent. La mastication se fait cependant plus facilement du côté du maxillaire osseux. La prononciation est à peu près normale, la malade ne perd pas sa salive et la physionomie est intacte.

Nous devons ajouter qu'au mois de juin 1887, on fut obligé de lui extraire du côté gauche sa dent de sagesse qui venait de faire son évolution. Elle était douloureuse et présentait une carie avancée; les racines n'étaient pas complètement ossifiées.

Le 25 octobre 1887, la malade revint à l'hôpital pour faire un peu modifier son appareil. Nous constatons à ce moment que le fragment gauche qui a conservé toutes ses insertions musculaires a été attiré en dehors et en haut par ses élévateurs, et que le fragment droit s'est dévié du même côté. Ce déplacement a eu pour effet de changer les rapports des arcades dentaires et de détruire la régularité de la face.

Nous avons donc été obligés de modifier notre appareil en remplaçant le prolongement qui le terminait du côté gauche par une espèce de gouttière emboîtant toute la partie supérieure du fragment et devant, avec l'aide du ressort, le maintenir abaissé. (Fig. 5.)

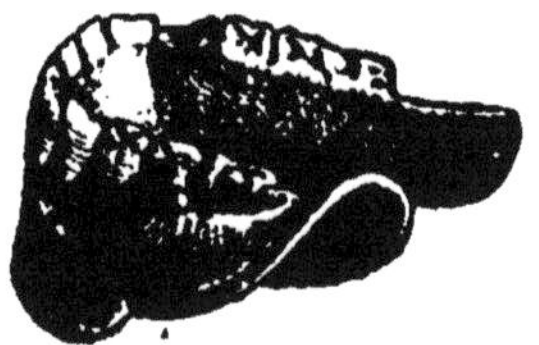

Fig. 5.

Cette modification, qui eût très bien réussi au début, devint absolument insuffisante. Le fragment s'échappait à chaque instant de cette gouttière et, pour la maintenir, nous fûmes obligés d'ajouter à notre appareil un prolongement placé à l'extrémité externe de la portion gauche. Il est en partie en caoutchouc dur et en partie en caoutchouc mou. Il refoule en dedans, en le maintenant sous l'appareil, le fragment qui a toujours de la tendance à s'en échapper. (Fig. 6.)

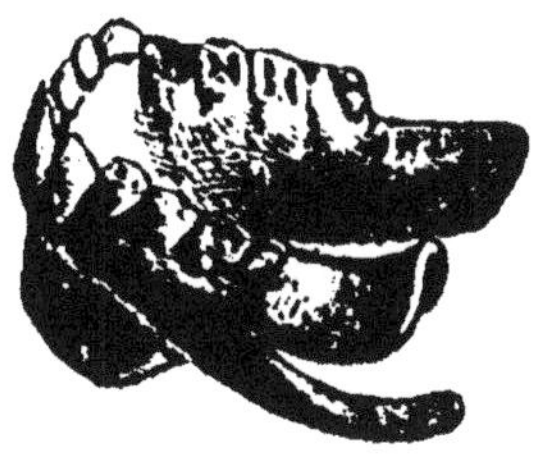

Fig. 6.

Nous n'avons obtenu ce résultat que très difficilement, ce qui n'aurait pas eu lieu si nous avions prévu cette déformation.

En juin 1888, nous voyons notre opérée, et rien de particulier n'attire notre attention, sauf la même déformation que l'observation précédente, D..., c'est-à-dire une déviation du menton du côté gauche, lorsque la malade ouvre la bouche. Nous la renvoyons au mois d'octobre pour attendre le résultat de l'appareil que nous avons posé au jeune D..., appareil que nous avons essayé pour cette déviation.

Le 15 octobre, cette jeune fille vient nous voir; la déviation ne s'est pas corrigée, au contraire, elle s'est accentuée. Nous trouvons aussi que sa prononciation a changé; elle se sert moins bien de son appareil et nous apprenons qu'elle ne ne l'a presque pas porté.

Aussi la déformation qui consiste en une dépression au-dessous et en avant de l'oreille, est-elle plus marquée. Cela tient à ce que le fragment a été attiré en avant et en dedans.

Notre malade trouve que sa mastication et sa prononciation sont plus défectueuses qu'auparavant, mais comme elle n'est pas douée d'une grande intelligence, elle n'a pas cherché à réagir. Toutefois, en présence des résultats obtenus par le nouvel appareil du jeune D..., elle consent à se laisser placer une pièce analogue. Trois jours après la pose de ce dernier appareil la déviation était corrigée et cette jeune fille nous quitta en nous promettant de ne plus l'enlever.

Sur l'empreinte de sa bouche prise pour faire ce dernier appareil, nous remarquons que la voûte palatine s'est rétrécie de un millimètre et demi. Ce rétrécissement s'est produit en quatre mois. C'est la ¡première fois que nous observons cette défectuosité chez un opéré, porteur de nos appareils avec ou sans plaque palatine. Il y a en a pourtant qui datent de dix ans. Cela est certainement dû à l'absence de dents opposées à celles de la mâchoire supérieure et à la pression exercée sur celles-ci par les parties molles. Malgré le port intermittent et peu régulier de son appareil, elle a néanmoins profité des avantages que fournit la prothèse immédiate ; en effet, à part un léger rétrécisement de la partie inférieure de la face, elle a une physionomie très régulière.

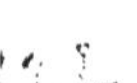

9 782019 992743